MÉMOIRE

SUR

LE DANGER DES INHUMATIONS PRÉCIPITÉES,

ET SUR

LES SIGNES DE LA MORT.

MÉMOIRE

SUR

LE DANGER DES INHUMATIONS PRÉCIPITÉES,

ET SUR

LES SIGNES DE LA MORT.

PAR

J.-B. VIGNÉ,

DOCTEUR EN MÉDECINE,

Membre de l'Académie des Sciences, Belles-Lettres et Arts de Rouen,
correspondant de la Société Royale de Médecine de Paris
et de plusieurs ~~autres~~ Sociétés savantes.

ROUEN,

IMPRIMÉ CHEZ NICÉTAS PERIAUX,

RUE DE LA VICOMTÉ, 55.

Juillet 1837.

A MONSIEUR LE PRÉFET,

BARON DUPONT-DELPORTE,

ET A

MESSIEURS LES MEMBRES

DU CONSEIL-GÉNÉRAL DE LA SEINE-INFÉRIEURE.

Messieurs,

Vous avez honoré de vos suffrages mon Mémoire sur les Secours à donner aux Noyés.

Celui-ci, pouvant être d'une utilité encore plus générale, n'en répondra que mieux à tous les sentimens qui vous animent, et je viens, Messieurs, vous l'offrir comme un gage assuré de mon respect et de ma reconnaissance.

INTRODUCTION.

Ce Mémoire devait paraître un peu plus tard, à la suite de quelques autres; mais un exemple assez récent du danger des inhumations précipitées, et la crainte où sont bien des personnes d'être enterrées vivantes, m'obligent à le publier.

En effet, puisque, malgré les efforts de médecins dont les noms seront toujours chers à l'humanité, nous ne cessons d'être exposés à nous réveiller dans le tombeau, je ne saurais trop me hâter de prévenir un si grand malheur.

Pour cela donc, je vais essayer d'établir la différence de la mort apparente avec la mort réelle, heureux en cherchant à bien mériter de tous mes semblables, de pouvoir encore soulager l'indigence.

MÉMOIRE

SUR

LE DANGER DES INHUMATIONS PRÉCIPITÉES

ET SUR

LES SIGNES DE LA MORT.

Je ne puis assez faire connaître le danger des inhumations précipitées, assez attirer l'attention sur le supplice affreux d'être jeté vivant dans la tombe.

Ainsi les regrets que, sur cette tombe, on viendrait exprimer, pourraient avoir pour témoin la victime elle même dont les gémissemens, trop faibles pour être entendus, finiront par se confondre avec son dernier soupir.

Quel tourment de penser que ce malheur a

été et pourrait encore être l'effet de la plus coupable négligence !

Au lieu donc de ces cris dont on emplit la demeure de la personne réputée morte et soudain abandonnée pour jamais, témoignons-lui notre affection en faisant tous nos efforts pour la rendre à la vie.

Si, de la simple suspension apparente des fonctions vitales, on veut conclure que la mort est réelle, autant de fois on pourra se tromper, et c'est peut-être ce qui arrive à l'instant même où je songe à détruire cette funeste erreur.

Il est inconcevable que, sur un pareil indice, on ait osé mettre entre soi et ses plus chers parens, ses meilleurs amis, une barrière éternelle.

Effrayé de cette vérité, confirmée par d'innombrables exemples, j'ai voulu la signaler en entrant dans la carrière médicale, et mes concitoyens ont été le premier objet de ma sollicitude.

Avertis de se protéger mutuellement contre l'abus le plus redoutable dans ses conséquences, ils ont pu l'éviter, et j'avais rempli le plus saint des devoirs.

Quelque temps après, j'ai reproduit le même

sujet dans mon *Précis de Médecine légale*, pour exciter de rechef à secourir les morts, dans l'impossibilité où, comme on l'a dit, ils sont de manifester leurs besoins.

Cette manière de parler met en doute la réalité de la mort, et c'est ce doute précieux qu'il faut avoir, pour triompher de ses fausses apparences.

L'exemple suivant le prouve invinciblement.

« En octobre 1833, appelé auprès de mademoiselle F......t, âgée de soixante-treize ans, affectée d'une érysipèle inflammatoire, je prescrivis, entr'autres remèdes, l'application de quelques sangsues, et recommandai très expressément, l'air étant humide et froid, de tenir la malade au lit. Cependant, elle voulut en sortir pour aider, par un bain de siége, l'effet de l'application, et cette fois ce fut sans accident. Quelques heures après, se trouvant un peu mieux, elle me demanda la permission de se lever. Je ne pouvais la lui accorder, et, malgré mon refus, elle est bientôt debout et donne à sa garde une commission à faire dans le voisinage. A peine celle-ci est-elle partie, que la demoiselle s'évanouit, tombe sur un plancher de plâtre, y reste pendant dix minutes. De retour, la garde effrayée s'enfuit, et va chercher du secours. On arrive, on porte la malade sur son lit ; presqu'en même temps je suis auprès d'elle, et chacun fait son devoir.

« Froid de glace, pâleur de la mort, insensibilité, immobilité complètes, bouche béante, écumeuse, tel était le tableau présent à nos yeux.

« L'affaissement subit de la partie qui avait été le siége de l'érysipèle et la disparition totale de l'inflammation, me laissaient peu d'espérance ; mais, plus le danger pour le malade est imminent, plus est vif l'empressement du médecin impatient de le sauver, et j'aspirais à ce bonheur.

« L'application de la moutarde aux pieds, aux genoux, aux poignets, celle de flanelles chaudes sur les régions de l'estomac et du cœur ; des frictions sur ces mêmes régions et sur toutes les autres parties du corps avec des serviettes bien douces, bien chauffées, et se succédant rapidement l'une à l'autre ; l'exposition d'un très fort vinaigre à l'entrée des fosses nasales ; l'introduction de quelques cuillerées d'un bon vin dans les voies digestives, semblaient inefficaces, quand tout à coup la malade soulève la tête, mais pour l'incliner aussitôt ; puis, après un léger râle, on croit qu'elle vient de rendre le dernier soupir.

« Cependant, la peau me parut un peu moins pâle, moins froide, et cette disposition de la chaleur vitale à se ranimer, était bien propre à soutenir mon zèle. J'exhortai mes aides généreux à me continuer leur assistance, et nous parvînmes, avec le même traitement, à rendre cette chaleur plus sensible, plus régulière, à rétablir l'action du cerveau, et par lui le mouvement des organes que lui seul fait agir.

« Ainsi, mademoiselle F......t, rappelée à la vie, est devenue pour jamais une preuve irréfragable de la possibilité d'échapper à la mort, après avoir, en apparence, été sa trop fidèle image. »

Plus je réfléchis sur ce fait, plus je voudrais pouvoir oublier le déplorable sort des personnes enterrées vivantes; eh! comment cela ne serait-il pas arrivé, aucune précaution n'ayant été prise à leur égard? On les a jugées mortes et fait inhumer sans aucun examen, et sans leur avoir donné le moindre secours.

Cette insouciance criminelle aurait été funeste à bien d'autres individus, si des circonstances particulières n'eussent fait reconnaître que, sous le drap qui les enveloppait, que dans le cercueil où on les avait déposés, ils étaient revenus à la vie.

Winslow, Bruhier, Louis, Pineau, n'ont produit que trop d'observations de ce genre, et dont l'effet aurait dû répondre à leur attente. Mais, pour bien des gens, l'intérêt de leur santé, de leur existence, est le moindre de tous, et faut-il s'étonner qu'indifférens à ce point pour eux-mêmes, ils le soient encore plus pour l'infortuné que la mort semble frapper à leurs côtés? Cependant, qu'ils songent à ne plus donner ce pernicieux exemple, car on pourrait, trop exact à le suivre, les laisser, au milieu d'un sommeil léthargique, descendre au tombeau pour y retrouver la vie que des soins affectueux auraient pu ranimer, et pour la perdre dans les angoisses du désespoir et de la faim.

Il dépendrait donc de nous, pour ainsi dire, d'éviter un pareil supplice, en méritant, par une activité toute particulière à secourir les malheureux tombés dans l'état de mort, d'éprouver le zèle des personnes qui, nous y voyant nous-mêmes, chercheraient à nous en tirer, jusqu'à ce qu'enfin il fût évident que nous eussions cessé de vivre.

Mais sur quelles preuves établir son jugement à cet égard ?

C'est une question bien grave, et qui réclame de nous la plus sérieuse attention.

La mort, a-t-on dit, est certaine et elle ne l'est pas. Mais on a bien compris, en tenant ce langage, qu'il ne fallait pas se méprendre à la seconde proposition.

En effet, on ne peut pas être mort et ne pas l'être. Il serait très inexact de dire que la mort n'est pas certaine, parce que telle personne réputée morte, aurait démenti cette erreur par un heureux retour à la vie.

C'est pourtant d'après cette sorte de résurrection que l'on a distingué la mort en apparente et en réelle, distinction elle-même inadmissible.

La mort est toujours réelle et toujours évidente par la putréfaction que bien des praticiens en ont regardé comme le seul signe incontestable.

Ici commence la tâche importante que je me suis proposé de remplir.

Le désir de rendre à tous mes semblables le plus grand des services me l'a fait entreprendre, et je vais m'y livrer avec cet amour du bien qui devrait toujours être couronné du plus heureux succès.

Toutes les parties du corps humain sont mises en mouvement par un principe tendant à modifier, à restreindre dans leur action sur elles les forces physiques et chimiques générales.

La présence de ce principe est donc la vie proprement dite, et son absence, ce que l'on appelle la mort.

Selon la fable, c'est le feu que Prométhée dérobe au ciel pour animer ses statues; selon la vérité, c'est le souffle que la toute-puissance répandit sur l'homme qu'elle venait de créer, et sans lequel il n'aurait pas vécu et ne pourrait plus subsister.

De l'abaissement excessif de cette force vitale que l'on ne saurait désigner sous un autre nom, dans l'impossibilité où l'on est d'en connaître l'essence; de l'insensibilité de tous les organes que, dans l'état naturel, elle excite à remplir leurs fonctions, et de la cessation apparente de tous les phénomènes que cet exercice régulier détermine et seconde merveilleusement, résultent des effets que je dois faire apprécier à leur juste valeur.

La privation du sentiment, l'absence de la

circulation et de la respiration, ne sont point des indices certains de la mort.

L'action du cerveau dans l'apoplexie, du cœur dans la syncope, du poumon dans l'asphyxie, peut être affaiblie au point que le premier se trouve réduit à ne plus exercer sur les sensations, sur les mouvemens volontaires, sur les mouvemens vitaux, sur le développement de la chaleur animale, qu'une influence muette, imperceptible; que le second devienne incapable, quoique jouissant encore d'une certaine irritabilité, de pousser le sang dans les artères, et, par elles, dans le cerveau, dans le poumon, faisant ainsi participer ces deux organes à son espèce d'anéantissement; enfin, que le dernier d'entre eux paraisse totalement dépourvu de ses mouvemens mécaniques et ne plus se prêter aux phénomènes chimiques de la respiration; et cette absence de la vie extérieure a suffi pour faire abandonner une foule de malades réputés morts, tandis que, tout intérieure, mais aussi tout invisible, la vie n'attendait, pour se manifester à tous les regards, que les soins si naturels dont l'omission ou le refus ne devraient jamais trouver grâce devant la justice humaine.

D'autres signes ont encore été supposés donner

aux précédens, et en recevoir eux-mêmes un caractère plus frappant de vérité.

Tels sont l'insensibilité de l'iris à l'exposition d'une vive lumière ; l'abaissement de la mâchoire inférieure sans disposition à revenir sur elle-même ; le libre cours par tout le trajet alimentaire de l'air soufflé dans la bouche ; la pâleur, la lividité du visage et des tégumens ; la formation d'une pellicule glaireuse sur la cornée transparente ; le refroidissement et l'immobilité du corps, son alongement, sa raideur, l'aplatissement des parties sur lesquelles il a été couché ; la couleur jaune de l'intérieur des mains, de la plante des pieds, et la flaccidité des yeux.

Ces divers indices vont être, avec les autres, mis au creuset de l'observation.

Or, on a vu la sensibilité, la circulation, la respiration éteintes en apparence, quoiqu'elles fussent encore excitées et maintenues obscurément par le principe vital, par lui recouvrer enfin toute leur énergie ; on a vu l'immobilité du corps, le relâchement de l'iris, celui des paupières et des lèvres, celui de la mâchoire inférieure et des voies digestives, attester la perte absolue de la contractilité musculaire, et celle-ci néanmoins se réveiller d'elle-même, ou, sous la main qui la sollicitait, se ranimer avec la force qui la faisait secrètement subsister; et l'aplatissement résulté de la diminution extrême du ton et de l'élasticité des tégumens; l'alongement du corps provenant d'une certaine laxité des muscles, du tissu cellulaire et des ligamens articulaires; la transsudation du mucus épais contenu entre les feuillets de la cornée transparente dont il couvrait la surface et ternissait l'éclat; le froid et la pâleur occasionnés par la rétrogradation du sang vers le cœur et par le peu qu'en retenaient les capillaires cutanés; la lividité par l'accumulation et la stagnation de ce fluide dans ces mêmes vaisseaux; la rigidité des membres et du tronc et la couleur jaune de la paume des mains et de la plante des pieds, effets très ordinaires des affections nerveuses; l'affaissement et la mollesse du globe de l'œil, déterminés par une sorte d'épuisement de l'innervation, de vacuité des vaisseaux ophtalmiques, et par l'évaporation de l'humeur aqueuse qui n'est plus réparée, ont aussi disparu devant toutes les ressources de l'art, ou par les seuls efforts de la nature rendant à chacun des tissus, à chacun des organes, sa vie particulière, et partout rétablissant cet ordre, cette régularité, cette harmonie qui constituent la santé et font le charme de l'existence : donc la putréfaction serait le seul signe certain de la mort.

Mais, distinguons entre la décomposition putride encore sous l'influence de la vie, et celle qui ne laisserait plus d'espoir.

Portal a dit : « La putréfaction est le seul vrai signe de la mort. Des taches livides paraissent sur la peau ; il émane du sujet une odeur fétide, cadavéreuse, qui lui est propre, et que l'on distingue fort aisément. C'est donc un devoir sacré d'attendre, avant d'ensevelir un corps, qu'il soit réduit à cet état où sa mort ne puisse plus être douteuse. Elle peut l'être dans les apoplexies, et surtout dans l'asphyxie occasionnée par le méphitisme, jusqu'à ce qu'il se manifeste un commencement du putréfaction. »

On a répondu que les taches livides de la peau et la mauvaise odeur n'étaient point des marques certaines de putréfaction cadavéreuse, et que, surtout en maladie, on pouvait exhaler une odeur très fétide.

Rien n'est plus vrai, sans contredit, et j'ai moi-même eu l'occasion de m'en convaincre chez deux typhoïdes dont le corps, tout couvert de taches noirâtres, répandait une odeur infecte. Privés ensuite de sentiment et de mouvement, ils étaient en apparence sortis de la vie, dans laquelle on les a vu rentrer au milieu des soins que je continuai de leur donner.

Puisque l'odeur et les taches que je viens de faire observer peuvent également se rencontrer chez le sujet encore susceptible de guérison, et chez celui que la mort a moissonné, cherchons d'autres indices de la putréfaction cadavérique.

On a cru la reconnaître dans un ou plusieurs membres à la perte desquels les malades ont survécu.

Mais cette sorte de putridité étant accompagnée d'une renitence salutaire et bornée par une rougeur inflammatoire qui sépare le mort du vif, il serait impossible de ne pas la prendre toujours pour ce qu'elle est.

Ainsi, nous devons chercher encore ailleurs la putréfaction évidemment caractéristique de la mort.

C'est dans les viscères du bas-ventre et dans ses tégumens, que, selon la plupart des auteurs, se fait en général la première manifestation de cette ruine entière des forces vitales qu'aucune puissance humaine ne saurait plus ranimer.

Alors donc, il ne s'agit que de s'assurer de l'état absolument cadavérique.

Or, jamais on ne sera trompé sur la présence réelle de la mort, en voyant l'épiderme se rider, se détacher; la peau, de pâle et de grisâtre qu'elle est d'abord, devenir verte, puis noirâtre, se boursoufler, se soulever, se ramollir; et l'odeur, d'abord fade et nauséabonde, puis toujours plus insupportable dans la marche toujours croissante de cette putréfaction, servira elle-même à la rendre encore plus certaine.

Pour combattre avec une fermeté inébranlable le conseil prudent de conserver les morts jusqu'à que cette décomposition eût lieu, certes il ne fallait au célèbre Louis rien moins que l'entière conviction d'avoir trouvé dans la flaccidité des yeux un signe incontestable de la réalité de la mort.

Cependant, ce même signe, toujours infaillible selon lui, a été observé par Desgranges chez des noyés rappelés à la vie.

Bientôt on verra que Louis ne s'est pas laissé induire en erreur, ainsi que, dans ce moment, on pourrait le croire.

Je passe à l'examen de la roideur du corps, regardée comme l'un des signes les plus certains de l'extinction du principe vital.

Cette roideur commence par le tronc, puis elle affecte les membres supérieurs, puis les inférieurs, et se dissipe presque toujours dans le même ordre. Elle est plus tardive, plus forte et de plus longue durée chez les sujets robustes morts de maladies très aiguës, et plus prompte, plus faible, plus courte chez ceux qui cèderaient aux mêmes causes avec une constitution délicate.

La différence établie entre les caractères de la putréfaction pour enseigner à reconnaître celle qui attaquerait le corps vivant, et à la distinguer d'avec l'autre, se retrouve en quelque façon dans la raideur, que, d'abord, on peut envisager de deux manières.

En effet, il est une sorte de rigidité souvent dépendante d'une grave affection du système nerveux. Cette rigidité n'étant autre chose que l'état convulsif des muscles alors durs et inégaux, on aura bien de la peine à tirer de leur position les membres devenus raides, et, si l'on y parvient, ils retourneront avec une force et une célérité remarquables au point d'où on les aura fait partir. Pour se montrer, elle n'attend pas que la chaleur naturelle soit dissipée.

Il en est une autre qui paraît aussitôt que le

corps se refroidit. Cette raideur, tout-à-fait passive, offre le triste spectacle de membres inertes, obéissant aux mouvemens de flexion et d'extension qu'on leur fait faire, incapables, après ces mouvemens, de reprendre leur première direction, comme dans la raideur convulsive qui devance la mort illusoire, ou se manifeste en même temps qu'elle.

La raideur passive, au contraire, n'a lieu que par degrés, après la mort réelle dont elle est l'effet nécessaire, inévitable.

Maintenant on pourrait croire qu'il fût impossible de se tromper sur la raideur du corps, et cela serait exact, généralement parlant.

Mais la raideur convulsive a quelquefois, dans la syncope occasionnée par une trop vive affection de l'ame, par une saignée trop abondante, etc., tenu la marche de l'autre, et cette dernière s'est montrée dans les membres, le tronc n'étant pas encore à beaucoup près dépourvu de chaleur. Ces exceptions exigent sans contredit le secours de l'expérience, seule capable de les bien juger.

Enfin la raideur est générale et considérable chez les personnes qui semblent avoir succombé à l'action d'un très grand froid.

La peau et le tissu cellulaire sous-cutané sont aussi durs que les muscles dans cette espèce, en cela différente de la rigidité spasmodique où les muscles seuls opposent de la résistance.

La raideur produite par la congélation n'est point un signe de mort.

« Un paysan de la province de Schécrom en Suède, âgé de soixante ans, s'étant enivré, tombe en revenant chez lui, et ne peut se relever; le lendemain on le trouve, ses membres sont raidis, on le croit mort, et l'on se dispose à l'enterrer.

« M. Nauder, médecin de la province de Gothland, passe en ce moment; il examine le corps, il est froid comme la glace; les jointures ont perdu leur flexibilité, le cœur est sans mouvement, la respiration totalement suspendue. Malgré ces indices de mort, M. Nauder n'abandonne point ce vieillard; il lui donne ses soins; après quatre heures de frictions non interrompues, la respiration commence à se rétablir faiblement, et l'emploi des divers moyens convenables achève de le rappeler à la vie. »

Parvenue à un plus haut dégré, la raideur, effet de la congélation, décèle encor sa cause par le craquement que font entendre des petits glaçons en se brisant sous la main qui les comprime, et quoique, dans ce cas extrême, nous dussions juger la chaleur vitale entièrement éteinte, notre devoir serait encore de chercher à la ranimer.

S'il est possible de ne pas confondre la raideur convulsive avec celle qui s'empare du corps après la cessation absolue de tous les phénomènes de la vie, il ne l'est pas moins de reconnaître la flaccidité cadavérique du globe de l'œil.

Le jugement que Louis a porté sur ce signe de la mort, a trouvé des censeurs, et surtout un argument, en apparence irrésistible, dans le témoignage de Desgranges et de Foderé.

Il est donc indispensable d'agiter cette question; et d'abord, voici comment elle est traitée dans la quatrième lettre de Louis, sur la certitude des signes de la mort.

« La perte du brillant des yeux et la formation de la toile glaireuse ne sont pas des signes certains de la mort, car on a remarqué que les yeux se ternissent dans plusieurs occasions, et j'ai vu souvent un enduit de matière glaireuse sur la cornée transparente dans certaines maladies des paupières; mais les yeux des morts sont flasques et mous en fort peu d'heures. Il n'y a aucune maladie, aucune révolution dans le corps humain, qui soit capable d'opérer un pareil changement. Ce signe est vraiment caractéristique, et j'ose le donner pour indubitable. Tant que le globe de l'œil conserve sa fermeté naturelle, on ne peut pas prononcer que la personne est morte, quelles que soient les autres marques qui induisent à le penser. La mollesse des yeux dispensera d'attendre la putréfaction. C'est une observation que j'ai faite pendant plusieurs années sur un très grand nombre de sujets d'âge et de sexe différens, morts de maladies différentes, et dans toutes les saisons de l'année. »

Pesons bien les paroles de l'illustre auteur et nous pourrons y reconnaître la certitude du signe dont il s'agit.

Ce signe, en effet, comme il faut le comprendre, et comme Louis évidemment le concevait lui-même, n'est autre chose que la décomposition de l'organe de la vue.

C'est ainsi, et je l'ai publié en 1805, que plus

ou moins de temps avant la fermentation putride des viscères et des parois de l'abdomen, il s'était offert à mes regards, dans l'hospice général de Rouen, au moins chez deux mille sujets dont aucun n'est revenu à la vie.

Louis avait donc bien raison de le proclamer infaillible, ne l'ayant pas vu se démentir une seule fois, et de lui donner la préférence sur la putréfaction abdominale, puisque, la précédant presque toujours, il avertit plus tôt qu'elle de la réalité de la mort et du besoin d'inhumer incessamment, dans l'intérêt de la santé publique.

Cependant j'ai dit, notamment d'après l'honorable Desgranges, que la flaccidité des yeux avait été remarquée chez des asphyxiés que l'on avait guéris, et maintenant, je parais m'étudier à la faire regarder, avec Louis, comme un signe certain de la mort. Cela semble impliquer contradiction, mais en peu de mots voici la vérité.

Les yeux des malades supposés morts à la suite d'une hémorrhagie considérable, d'un flux colliquatif, d'une attaque d'apoplexie, de l'asphyxie par submersion, etc., peuvent se ternir, s'amollir, s'affaisser, s'enfoncer dans leur orbite, sans que cela soit l'effet de la décomposition putride, comme l'ont prouvé, en continuant d'exister, les noyés que Desgranges a sauvés, et que je dois croire avoir été tirés de l'eau peu de temps après y être tombés.

L'autre sorte de ramollissement, qui serait la putréfaction elle-même, est donc tout-à-fait différente, et conforme à l'idée que Louis en a donnée, sans la distinguer de l'autre, comme je le fais aujourd'hui; mais ce signe pouvant être mal jugé par le plus grand nombre des personnes à la disposition desquelles se trouvent les pauvres mourans, j'exige encore qu'il soit accompagné : 1° de l'inertie des membres tirés de la raideur qui s'était emparée d'eux; que cette [illegible] coïncide avec la froideur du corps ; 2° de l'aplatissement de la peau, dans ce cas extrême, dépourvue de sa tonicité ; 3° de l'empâtement de cette enveloppe que l'épanchement d'un fluide séreux rend œdémateuse, et sur ce point se présente une distinction à faire entre l'œdème succédant à la mort, et dans lequel la peau, cédant au doigt qui la presse, ne peut plus en effacer la trace, et l'infiltration générale du tissu cellulaire, au milieu de laquelle elle conserve assez de ressort pour revenir, quoiqu'avec lenteur, de l'affaissement qu'elle aurait éprouvé; 4° enfin de la couleur jaune ou violacée que la bile ou le sang extravasés dans les aréoles celluleuses donnent à toute la peau, ou seulement à quelques-unes de ses régions, et cette extravasation naissant de l'atonie complète des solides, de leur excessive perméabilité, de la dissolution des fluides, n'est-elle pas, avec ses causes, l'approche ou plutôt déjà même l'existence de la putréfaction?

Il est donc des signes qui, se prêtant un mutuel appui, pourraient disputer à celui-ci la confiance qu'on lui aurait exclusivement accordée, car il ne s'agit pas de ces [illegible] signes faiblement aperçus, mais, au contraire, de chacun d'eux examiné scrupuleusement, puis de tous interprétés comme il faut; et ne sera-t-on pas forcé de conclure qu'entre ces mêmes signes réunis et la putréfaction, le nom seul fait la différence?

Cela prouve que mon opinion se rapporte tout à la fois avec celle des auteurs qui, à l'exemple de Portal, n'admettent pour signe certain de la mort que la putréfaction, et de ceux qui, comme Thierri, dont le dernier ouvrage sur cette matière est encore et sera toujours l'un des meilleurs à consulter, soutiennent que les autres signes, incertains dans les commencemens, surtout s'ils sont isolés, acquièrent par leur union et leur durée une entière certitude.

Je ne chercherai point dans la nuit des temps la manière d'en user chez tous les peuples à l'égard des morts; les renseignemens que je donnerais sur ce point ne pouvant que satisfaire la curiosité, sans intérêt pour mon sujet

J'évite également de le rendre suspect par des citations d'une inconcevable durée de la mort apparente, mais j'en tire occasion de faire observer que, si longue qu'elle pût être, on deviendrait très répréhensible et très gravement punissable d'abandonner la personne réputée morte, avant l'apparition des signes que je viens d'indiquer

L'espace de vingt-quatre heures après lequel la loi permet d'inhumer pourrait donc être bien insuffisant.

En faut-il d'autre preuve que l'enfant rappelé

à la vie par les soins de sa tendre mère, après trois jours de mort apparente, selon le rapport du docteur Pineau? Je la trouve dans milady Roussel dont la résurrection, après sept jours de léthargie, fut le prix de l'attachement et de la constance de son époux.

C'en est assez pour démontrer le vice de la loi et le besoin de la plier elle-même à la cause et au caractère de la maladie.

Ainsi la submersion, la strangulation, les gaz irrespirables, la dentition, les vers, la suppression d'un exanthème, tous les narcotiques, surtout l'opium à forte dose, l'ivresse, le froid, de violentes commotions, certaines émanations et certains objets désagréables aux sens de l'odorat et de la vue, la frayeur, la colère, la tristesse, la joie, peuvent occasionner l'asphyxie, l'apoplexie, l'hystérie, la syncope, la catalepsie, l'extase, et ces mêmes effets long-temps simuler l'absence éternelle de la vitalité, et, bien au-delà du terme prescrit par la loi, céder à la bonne administration des secours, à leur persévérance; donc, en pareil cas, il n'est point de précautions que l'on ne fût obligé de prendre pour éloigner la mort, ou se convaincre de son existence avant de livrer le sujet à sa dernière demeure.

La mort paraît-elle avoir mis un terme à l'une de ces maladies dans lesquelles on dépérit, on s'éteint peu à peu ; à quelqu'inflammation très rapide et très aiguë du cerveau, du poumon, du cœur, de l'estomac, bientôt eux-mêmes épuisés par son activité, par sa violence ; enfin, à l'une de ces fièvres dites putride, maligne, rubéoleuse, varioleuse, scarlatine, miliaire, etc. ; elle tardera moins à se montrer dans toute sa réalité, que pour l'ordinaire elle ne le fait dans toutes les névroses.

Cependant on a vu des exceptions à cette règle, et tous les momens dont elles permettent de disposer non seulement obligeraient d'attendre que la mort fût absolue, fût certaine, mais encore pourront servir à sauver l'individu qui, sur le bord du tombeau, semble plus que jamais réclamer notre sollicitude.

Le soin que, pour concilier la sûreté des morts avec celle des vivans, on a pris de fixer, pour l'inhumation, divers espaces de temps, relativement à l'espèce de maladie en apparence devenue mortelle, à l'âge, à l'embonpoint du sujet, à la différence des saisons, etc., n'a pas toujours été d'accord avec l'expérience.

Il n'en sera jamais de même, si, pour conserver aux premiers ce qui peut leur rester de vie, on essaie de tous les moyens propres à les ranimer, sans avoir égard au nombre de jours que devront employer toutes ces tentatives, et si, convaincu de leur inutilité par tous les indices que nous avons signalés, on s'empresse d'éloigner des vivans les miasmes putrides, en cédant à la terre le corps qui bientôt les exhalerait avec une effroyable profusion.

Au nombre des moyens de reconnaître la cessation seulement apparente de la vie, ou son extinction totale, sont diverses expériences dont l'inefficacité ne devra jamais être jugée suffisante pour autoriser l'inhumation.

Si donc, approchés de la bouche et des narines, un miroir, une lame d'acier, ou tout autre corps uni et luisant, conservent tout leur éclat; si, présentés à ces mêmes ouvertures, la flamme d'une bougie, ou quelque brin de paille, de coton, de laine cardée, restent entièrement immobiles; si le malade, étant couché sur le dos, l'eau contenue dans un verre posé un peu au-dessus du creux de l'estomac, sur l'extrémité antérieure du cartilage de l'avant-dernière côte, ne paraît éprouver aucune agitation ; si, la tête et le tronc étant un peu élevés, l'insufflation pulmonaire faite avec la bouche ou avec un soufflet ordinaire habilement dirigé, n'excite pas la plus légère élévation de la poitrine; si le pouls ne se fait plus sentir à la tempe, au pli du bras, à l'aîne, enfin sur le trajet d'aucune artère, et si le corps, étant soutenu tantôt sur un côté, tantôt sur l'autre, le cœur ausculté avec la plus grande attention, ne révèle pas le moindre frémissement; si, prononcés à très haute voix, et à plusieurs reprises, le nom du malade, celui des personnes et des choses qu'il aura le plus aimées, semblent vainement retentir à ses oreilles ; s'il demeure insensible à l'action du fort vinaigre et de l'alcali volatil sur la membrane muqueuse des fosses nasales, aux frictions sur toutes les parties du corps avec des brosses rudes, avec des orties, aux sinapismes, aux vésicatoires, aux ventouses scarifiées, à la dissolution du tartre émétique introduite dans l'estomac à l'aide d'une sonde creuse et flexible, aux lavemens de tabac, etc., secours dont aucun ne serait à négliger, gardons-nous bien d'en tirer la conséquence qu'il n'y a plus de ressource, et d'abandonner le malade comme évidemment mort, puisque, même en subissant l'épreuve du feu, il pourrait encore exister.

L'observation suivante ne laisse nul doute à cet égard.

« M. B....s, habitant de Poitiers, tomba tout-à-coup dans un état qui avait toutes les apparences de la mort ; on employa sans relâche toutes sortes de moyens pour le rappeler à la vie. On lui disloqua, à force de les tirailler, les deux petits doigts des mains, et on lui brûla la plante des pieds ; mais tout cela n'ayant paru faire sur lui aucune impression, on le crut décidément mort, et l'on fit des dispositions pour l'enterrer. Comme on allait le mettre dans le cercueil, quelqu'un conseilla de le saigner aux deux bras et aux pieds tout à la fois, ce qui fut exécuté sur-le-champ, et avec tant de succès, que le prétendu mort revint de sa léthargie, au grand étonnement de tout le monde, et se rétablit si bien qu'il a vécu plus de trente ans après cet accident. Lorsque la connaissance lui fut revenue, il assura qu'il avait entendu très distinctement tout ce que l'on avait dit, et que toute sa crainte était qu'on ne l'enterrât vivant. »

Deux expériences bien cruelles dans cette observation partagent le sort de toutes les autres contre cette inexplicable insensibilité, en même temps que l'ouïe, de tous les sens, le dernier peut-être qui perde son action, la conservait tout entière, et que l'ame jouissait encore de toutes ses facultés.

Ne voit-on pas ce qu'il faut penser de la persuasion où bien des gens sont encore aujourd'hui que le moyen le plus sûr de ne pas être enterré vivant, serait d'ordonner, dans l'acte de ses dernières volontés, que l'on ne fût mis dans le cercueil qu'après avoir été scarifié, mutilé, eu la paume des mains, la plante des pieds brûlés avec de l'eau, de l'huile bouillante, ou avec un fer chaud ?

Mais, dira-t-on, si l'avidité n'avait pas été s'exercer jusque dans l'asile sacré de la mort, telle personne, à laquelle on a coupé le doigt pour voler une bague que l'on y avait laissée, aurait succombé aux plus horribles tourmens.

Cette objection, favorable en apparence aux

incisions, aux mutilations que l'on voudrait pratiquer pour constater la perte du sujet, n'est que spécieuse, mais elle a le mérite d'enseigner à ne jamais hâter la sépulture dans tous les cas semblables à celui où l'on voit qu'elle avait été trop précipitée.

Mon raisonnement est fondé sur un certain nombre d'exemples dans lesquels ces moyens extrêmes et la cautérisation elle-même, n'ont pu faire cesser cette suspension momentanée de l'action vitale qui, long-temps après, a reparu spontanément et témoigné toute leur nullité.

On devra donc très scrupuleusement s'en abstenir, puisqu'ils ne conduiraient pas au but, et tendraient encore, si le malade ressuscitait, à rendre son existence bien déplorable.

Il n'en est pas ainsi de quelques autres qui, sans entraîner le moindre inconvénient, pourraient agir avec le plus grand succès.

« Un médecin voyant qu'un homme réputé mort avait les membres flexibles, ordonna de lui frotter la plante des pieds avec une toile de crin trempée dans de l'eau tenant en dissolution une forte dose de sel marin. Après trois quarts d'heure de frictions, le mort supposé reprit ses sens. »

« Chez un autre malade ayant en apparence cessé de vivre, et présentant la même flexibilité, un aussi prompt réveil est résulté de coups de verge bien appliqués également à la face inférieure du pied. »

C'est encore cette souplesse remarquée par Rigaudeau qui lui a fait défendre d'ensévelir la femme Dumont auprès de laquelle il avait été appelé, et qu'il a sauvée deux fois, en faisant revivre son enfant, comme elle tenu pour mort.

Ainsi, la flexibilité des membres devra toujours être interprêtée favorablement, sauf le cas où, devenus raides après la mort réelle, ils seraient ramenés à l'état de mollesse par la putréfaction cadavérique.

Parmi les personnes miraculeusement sauvées du trépas, je citerai madame R...., épouse d'un commerçant de Rouen. Après trois jours de mort apparente, et lorsqu'on la portait en terre, son mari arrive, fait rentrer le cercueil, ordonne qu'il soit ouvert, que l'on remette sa femme au lit, et bientôt, par l'action irritante des ventouses scarifiées, elle est rendue à toute sa tendresse. »

Les exemples qui suivent paraîtront de nature à justifier l'emploi des piqûres les plus profondes, et des secousses les plus violentes.

« Uue aiguille accidentellement enfoncée dans l'un des genoux d'un homme déclaré mort, réveille ses sens, et bientôt il recouvre la santé. »

« Une secousse extraordinaire occasionnée par la chute d'un cercueil échappé des mains des porteurs, à l'instant même où ils allaient le placer dans la fosse, ressuscite le prétendu mort qui, peu de jours après, se montre entièrement rétabli. »

Certes, on ne peut qu'applaudir à ces heureux effets du hazard, mais en même temps il ne faut pas oublier que l'on ne saurait avoir un plus mauvais guide; que, d'ailleurs, une excitation trop vive pourrait devenir mortelle autant de fois que la vie, près de s'éteindre, aurait besoin d'être insensiblement ranimée, et que cette excitation doit être proscrite à tous égards, son impuissance, je le répète, ne prouvant rien contre toutes les fausses apparences de la mort.

L'action très énergique du vésicatoire sur le système nerveux, ne pourrait donc s'appliquer sans danger aux sujets trop irritables. Néanmoins, on devra céder aux circonstances, et, surtout dans les affections soporeuses, l'employer à tirer de leur engourdissement toutes les puissances de la vie.

Le sommeil léthargique a quelquefois été si profond, que l'effet souverainement irritant du vésicatoire n'a pu se manifester par la rougeur, la tension, la douleur, la tuméfaction vésiculaire, que plusieurs jours après l'application, et que même il ne s'est produit en aucune manière ; mais, encore une fois, ce ne serait pas une raison de cesser d'espérer.

Maintenant examinons si le galvanisme serait un plus sur garant de la vie ou de la mort.

Nysten a dit : « Je suppose que le corps, sur la mort duquel on aurait des doutes, fût froid et mou, il existerait un moyen de reconnaître si la mort n'est qu'apparente ou si elle est réelle. Il suffirait de mettre à découvert une portion d'un muscle locomoteur superficiel, et de la soumettre à l'action de l'appareil galvanique de Volta. Si elle était insensible à cet agent, on serait autorisé à prononcer que la vie est éteinte. »

Ce langage a été tenu plus affimativement encore par un autre médecin également très distingué.

Cependant, Foderé, digne aussi de toute notre confiance, est loin de croire à l'infaillibilité de l'épreuve galvanique qui constate, selon lui, la présence d'un reste d'irritabilité, et rien de plus.

Il ajoute : « Les décapités et autres sujets qui ont péri de mort violente, quelle qu'elle soit, donnent de grands signes de contractilité musculaire, quoiqu'ils ne puissent être rendus à la vie, et il serait possible qu'un individu faible, tombé en syncope, ne donnât aucune marque d'existence, quoiqu'il pût d'ailleurs être rappelé parmi les vivants. »

Le galvanisme n'est donc un signe certain ni de la vie ni de la mort, et l'indifférence des organes à son action ne saurait encore excuser l'abandon du malade et de tous les autres moyens de le ranimer.

Dans la crainte que l'on n'ait pas fait assez d'attention, ou que l'on ne veuille pas croire au bon effet que, dans l'état de mort apparente, il serait possible d'opérer sur le malade, en l'appelant plusieurs fois par son nom, en prononçant très distinctement celui du plus cher objet de ses affections, et des choses que l'on saurait lui avoir été le plus agréables, je vais rapporter ce que dit à cet égard le docteur Mahon, à la suite de l'observation mémorable de lady Roussel.

« Les stimulans moraux peuvent être quelquefois plus actifs que les stimulans physiques les plus énergiques, et ceci m'est une occasion de citer le trait de ce mathématicien qui, dans un état d'affection soporeuse, était insensible à tout, et ne fut réveillé que par l'interpellation que lui fit un de ses amis, de lui dire quel était le carré de douze ? Le malade aussitôt répondit : cent quarante-quatre.

« De même, M. C.... était attaqué d'une maladie soporeuse, dans laquelle il ne donnait aucun signe de sensibilité. On avait inutilement essayé d'un grand nombre de moyens, lorsque quelqu'un qui le connaissait pour un grand joueur de piquet, s'avisa de lui crier ces mots : *Quinte, quatorze et le point.* Le malade en fut tellement frappé, qu'à l'instant même il sortit de sa léthargie.

« De combien d'autres évènements semblables les fastes de la médecine ne sont-ils pas remplis ? Qui ne sait que des amans ont repris leurs sens, presque éteins, à la voix de l'objet aimé, que des guerriers ont été rappelés à la vie par le son du tambour ? »

Ce miracle s'est fait encore chez des sujets passionnés pour la musique qui les a, pour ainsi dire, arrachés du séjour des morts.

En doutera-t-on, si l'on considère à quel point cet art divin exerce sur nous son empire, l'impression magique qu'il produit sur nos sens, le ravissement auquel, avec lui, notre ame s'abandonne, le doux ébranlement, le mouvement léger qu'il excite dans toutes les fibres, dans tous les organes qu'elles composent, dans tous les fluides qui en entretiennent la souplesse et la vie qu'il fait sortir de sa retraite la plus obscure pour l'obliger à reparaître dans toutes les parties du corps ?

De tout ce qui précède, il résulte : 1° que la mort est toujours réelle ; 2° qu'elle offre plusieurs signes caractéristiques de sa présence ; 3° que ces signes sont loin de ressembler à ceux qui l'ont fait supposer et dire apparente ; 4° que ce dernier état de choses jugé trop légèrement a donné lieu aux méprises les plus funestes, et coûté la vie à des infortunés dont le nombre est incalculable et dont les tourmens furent indicibles ; 5° enfin, que désormais exposer son semblable à périr aussi déplorablement, serait un crime d'autant plus impardonnable, que de toute manière on peut éviter de le commettre.

Mais j'aime à croire que les détails dans lesquels je suis entré, que les distinctions que j'ai faites, aideront à secourir utilement les malades réputés morts, et que, quels que soient leur âge et la maladie à laquelle ils paraîtront avoir succombé, oserai-je ajouter, quel que soit leur isolement, il n'est rien que l'on ne fasse pour les replacer au nombre des vivans.

Faut-il encore offrir des modèles en ce genre? Je dirai : Voyez ce bon fils accourir auprès de son père dont on vient de lui annoncer la mort, le tirer du cercueil qui le dérobait à ses embrassements, faire tous ses efforts pour le sauver, et ne pas se posséder de joie de lui avoir en quelque sorte aussi donné l'existence.

Je dirai : Contemplez cet ami dont la douleur est muette, et dont les yeux fixés sur le corps de son ami, semblent demander encore quelque mouvement à ce corps qui, vainement excité, est enseveli pour la seconde fois, et sa promptitude à le délivrer du linceul qu'il voit s'humecter sur sa bouche, et son doux espoir de le ranimer, ses soins empressés, leur efficacité, son bonheur inexprimable.

Disputons à la piété filiale, à l'amitié, leur triomphe par le sentiment généreux qui porte à faire le bien, et nous promet à nous-mêmes tout le succès qui leur était réservé. Qu'aucune considération ne nous empêche de chercher à savoir ce qui peut rester de force vitale chez la personne réputée morte ; soyons indifférens aux réflexions indiscrètes que l'on oserait faire sur notre zèle, et n'écoutons que la voix de l'humanité.

« Une religieuse, après quelques jours de maladie, tombe dans un état si fâcheux, que, la supposant morte, on l'ensevelit, on la met sur la paille, on se dispose à l'enterrer, lorsque son médecin arrive de la campagne où il avait été voir quelques malades. Il la fait remettre au lit, s'empresse autour d'elle, et quoiqu'assez étrangement on parût douter du succès de tant de soins, il a le bonheur de la rappeler à la vie. »

C'est une habitude malheureusement très ancienne que celle d'envelopper d'un drap le malade supposé avoir rendu le dernier soupir, pourtant suivi quelquefois de plus d'un autre, comme, assez récemment, j'en ai moi-même été témoin, et de l'étendre sur la paille, sur une table et même sur la terre; mais d'abord on le prive de l'air qu'il a besoin de respirer, puis on le glace et l'on rend sa perte certaine, de douteuse encore qu'elle pouvait être.

Je signale à l'autorité cet abus aussi absurde qu'il est dangereux, afin que, par elle, il soit détruit pour jamais.

Je dois également combattre la crainte où l'on est encore que la justice ne punît d'avoir osé, sans son autorisation, exhumer l'infortuné dont les cris plaintifs attestaient l'existence.

C'est offenser la loi que de la supposer injuste. Loin donc de sévir, elle serait la première à bénir la main libératrice, et croirait ne pouvoir assez récompenser une si bonne action.

J'ai parlé de l'âge et de la maladie des personnes mortes en apparence, l'un et l'autre pouvant porter à la négligence, au découragement; mais on va voir que le grand nombre d'années n'est pas un obstacle au retour même spontané de la vie.

« M. G...s, curé de Langrate, âgé de cent un ans, s'endort d'un sommeil qui avait toutes les apparences de la mort. Tandis que l'on s'occupait à l'ensevelir, il se réveille et demande à manger. »

Cette observation prouve assez que le grand

âge du sujet serait une bien mauvaise raison d'insouciance à son égard : donnons-lui donc plutôt les soins empressés qu'il doit attendre de nous.

Parmi les maladies, il en est de si redoutables que, pour s'y soustraire, on se hâte de faire inhumer les malheureux qu'elles semblent avoir frappés à mort.

Nous allons voir cette précipitation condamnée par un exemple de résurrection au milieu de toutes les horreurs du trépas.

« Une dame atteinte de la peste fut jugée morte, et enterrée dans une grande fosse. Lorsque l'on vint y déposer d'autres corps, on la trouva vivante, elle fut reportée chez elle et l'on parvint à la guérir. »

D'autres preuves étant inutiles, j'en épargnerai le récit à la sensibilité de mes lecteurs.

Le temps sera mieux employé sans doute à proposer les secours dus à tout individu supposé mort, et que l'humanité nous impose à tous l'obligation de lui prodiguer.

Mais, avant tout, voici ce qu'il faut faire pour le disposer à les recevoir et à profiter de toute leur efficacité.

Laissons-le dans son lit ; cette précaution est

indispensable au maintien de la chaleur dont il serait encore pourvu ; tenons-le couché sur le dos, la tête un peu élevée sur l'oreiller, cette situation étant la plus favorable à la circulation; que sa figure soit découverte, afin que l'air puisse exercer sur elle son action révivifiante, et pour être interrogée jusqu'au dernier moment sur l'existence présumée du principe de la vie ; ne lui fermons pas les yeux, la lumière est excitante ; laissons-lui les narines et la bouche ouvertes pour le passage de l'air et pour introduire, par ces deux voies, des remèdes relatifs à la cause et aux effets de sa maladie ; que l'issue des déjections alvines reste également libre, le retour de la vie étant résulté d'évacuations critiques auxquelles on ne s'attendait plus ; ayons soin que rien autour du cou ne puisse gêner le cours du sang, par conséquent, diminuer encore ou tout-à-fait arrêter les mouvemens déjà trop imperceptibles du cœur ; évitons que ceux de la respiration, non moins obscurs, ne le deviennent encore plus, et ne soient enfin supprimés par quelque compression de la poitrine et du ventre ; enfin, au lieu de mettre ses membres dans la plus grande extension possible, comme cela se pratique encore tous les jours, laissons-les un peu fléchis, cette attitude étant plus commode, plus long-temps supportable, celle, en un mot, qu'ils prennent eux-mêmes dans l'état naturel.

Maintenant, excitons la sensibilité particulière du cerveau, puisque, par elle seule, le corps, en apparence inanimé, pourrait tout-à-coup sortir de son engourdissement; excitons-la donc avec les alcools distilés de romarin, de mélisse, dits eau de la reine de Hongrie, eau des Carmes, avec le vinaigre simple ou radical, etc., introduits dans les fosses nasales à l'aide de petits rouleaux de papier, de linge, etc., ou seulement exposés sous les narines; appliquons-les encore au palais, au gosier, au globe de l'œil, au conduit auditif externe; aspergeons d'eau froide le visage, s'il est encore chaud : ce dernier moyen est lui-même un très bon stimulant.

Cherchons, par des sinapismes et autres applications également irritantes, et par le chatouillement à la plante des pieds, par des frictions faites notamment aux tempes, autour du cou, sur les régions de l'estomac et du cœur, avec des linges, des étoffes de laine chauds et secs d'abord, puis imbibés d'un mélange d'eau et de vin, d'eau et de vinaigre chauds, à réveiller la sensibilité générale, et à rappeler vers la peau cette chaleur naturelle que, pour l'ordinaire, elle a perdue dans la syncope, dans l'apoplexie séreuse, etc.

Administrons au malade, sans le déplacer, des lavemens simples ou composés; les premiers ont suffi pour déterminer une évacuation abondante au milieu de laquelle un léthargique, depuis deux jours tenu pour mort, a recouvré l'usage de ses sens.

Essayons de faire passer dans l'estomac, si nous le supposons encore frappé de spasme, après une forte excitation physique ou morale, une infusion de sauge, de mélisse, de menthe, édulcorée avec le sirop de fleurs d'oranger; ou dans une asthénie complète, à la suite d'affections débilitantes, quelque peu d'un bon vin vieux, d'élixir de Garus, de la préparation végétale dite eau des Jacobins; enfin, sous le poids de fluides surabondans ou dégénérés, une faible dissolution de tartre émétique elle-même administrée avec la plus grande réserve.

Cherchons encore au milieu de toutes ces tentatives à rétablir la respiration, en soufflant de l'air dans le poumon, doucement pour ne porter aucune atteinte à cet organe dont la texture est si délicate. Cette insufflation étant l'un des meilleurs remèdes que l'on puisse appliquer à l'état de mort apparente, et le premier de tous, sans contredit, contre l'asphyxie et la syncope, je le propose d'après le témoignage des plus grands maîtres, et d'ailleurs ne doutant pas que l'air, malgré les difficultés qu'il pourrait trouver à parvenir jusqu'au poumon, ne finît par l'atteindre et le révivifier.

Dans tous nos soins, montrons-nous attentifs à les rendre efficaces. Épions leur effet avec toute la sollicitude de cet excellent fils, de ce rare ami que nous venons d'admirer; cherchons-le sur toute la surface du prétendu mort, où, comme l'a dit encore Foderé, la puissance vitale, retranchée dans ses derniers recoins, répand quelque chose de moins sombre que les horreurs du trépas.

Gardons-nous d'oublier que le malade peut nous entendre, que même il entend tout ce que nous disons, qu'il est présent à tout ce que nous faisons pour sa conservation, et qu'un propos inconsidéré, un mouvement d'impatience et le moindre découragement le plongeraient dans une anxiété qui causerait sa perte.

Etudions-nous donc à soutenir par notre langage affectueux les efforts qu'il pourrait faire pour nous révéler son existence ; aidons-lui par notre persévérance à briser le lien qui semblait l'attacher à la mort.

S'il est au contraire devenu sa victime, cette couleur d'un reste de vie, cette odeur naturellement aigre chez l'enfant, très forte et dite indéfinissable chez l'homme adulte, douçâtre chez la femme, et cette flexibilité des membres feront place à la raideur, à la décomposition, à la lividité, à la fétidité cadavériques.

Après m'être placé entre la vie et la mort, les avoir fait reconnaître l'une et l'autre par leurs propres signes, avoir indiqué les moyens de faire sortir la première victorieuse de la lutte qu'elle avait à soutenir contre l'autre, sans doute je paraîtrai toucher le but auquel je désirais atteindre.

Pour cela, cependant, il me reste encore quelque chose à faire.

Quoique j'aie traité avec le plus grand soin tous les points de ce mémoire, il en est un sur lequel je dois revenir.

Par exemple on a pu s'étayer de la loi pour inhumer un malade supposé mort, et qui, pendant vingt-quatre heures, n'avait donné aucun signe de vie, car si, d'une part, elle défend de disposer de lui avant l'expiration d'un jour entier, de l'autre elle autorise, après ce laps de temps, la sépulture.

Or je le demande, la seule règle pour ne pas se tromper sur le besoin de l'inhumation, n'est-elle pas dans les signes qui l'indiquent spécialement, et, jusqu'à ce qu'ils se manifestent, le sujet auquel on croirait avoir vu rendre le dernier soupir, devra-t-il être aussitôt déclaré mort, cité pour tel, et traité comme s'il l'était réellement ?

L'observation suivante va répondre à ces deux questions.

« M....s, savant botaniste, excellent homme, digne de tous nos regrets, déjà quelques minutes avant d'expirer, paraît mort aux yeux de sa garde qui s'apprête à lui couvrir le visage. « Un moment, dit-il, il n'est pas temps encore, « cela peut durer plus que vous ne pensez. »

Quelle terrible leçon !.... Il faut donc que la loi fasse respecter la vie de l'homme jusque dans ses derniers momens, et pour cela qu'elle dise :

« Défense expresse à qui que ce soit, sous peine encore plus grave que l'amende et le blâme, d'ensevelir, de mettre dans le cercueil , d'enterrer toute personne réputée morte, avant l'apparition des signes caractéristiques de la mort;

« Dans cet espace de temps, qu'elle qu'en soit la durée, le mort supposé restera sous la tutelle et sous la responsabitité de sa famille, de sa garde et du médecin qui l'aura traité, tous les secours possibles devant encore par eux lui être administrés;

« Le médecin , aussitôt qu'il aura reconnu la mort véritable , en exposera clairement tous les traits dans un bulletin sur papier libre;

« Ce bulletin sera remis à l'officier de l'état civil qui, de suite, ira s'assurer du décès, et permettra l'ensevelissement et l'inhumation, alors devenus indispensables , devenus légitimes. »

Ce langage de la loi concilierait tous les intérêts : intérêt général qu'il importe à chacun de nous de soutenir ; intérêt d'humanité, de justice, et d'honneur que l'on ne saurait trahir impunément.

Je livre ces réflexions à la sagesse des magistrats. Puissent-elles n'avoir jamais besoin de leur appui!

Si les précautions que j'ai prises pour empêcher que l'on ne soit enterré vivant produisent tout leur effet, au lieu de voir en frémissant d'horreur, des malades qui ne seraient morts qu'en apparence, se réveillant de leur état léthargique, repousser ou saisir l'instrument homicide, déchirer leur suaire, ouvrir avec fracas leur cercueil, se lever, et sortir du tombeau, ou de les entendre s'y agiter, et, d'une voix lamentable, implorer le plus prompt secours, on ne parlera que de résurrections opérées par tous les soins que nous nous devons les uns aux autres, et mes vœux enfin seront exaucés.

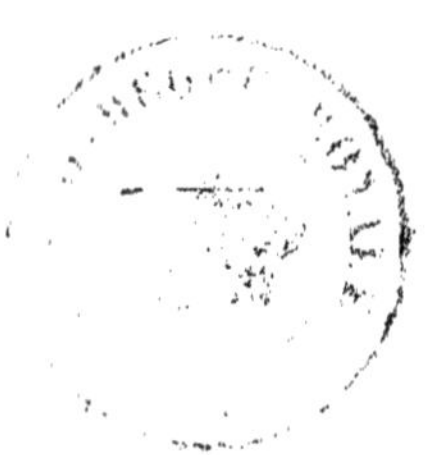

www.ingramcontent.com/pod-product-compliance
Ingram Content Group UK Ltd.
Pitfield, Milton Keynes, MK11 3LW, UK
UKHW021504260726
13993UKWH00004B/1551